AF385188

DE L'INJECTION

DU

Sang de Chèvre

Comme Traitement de la Tuberculose

Méthode de MM. BERTIN et PICQ

Conférence faite à l'hôpital St-Jacques, le lundi 9 Mars 1891

PAR

Le Docteur BERTIN

Médecin des Hôpitaux, professeur chargé du Cours d'Hygiène
à l'Ecole de Médecine

NANTES

PRIMERIE DU COMMERCE

6, Rue Scribe, 6

1891

DE L'INJECTION

DU

Sang de Chèvre

Comme Traitement de la Tuberculose

Méthode de MM. BERTIN et PICQ

Conférence faite à l'hôpital St-Jacques, le lundi 9 Mars 1891

PAR

Le Docteur BERTIN

Médecin des Hôpitaux, professeur chargé du Cours d'Hygiène
à l'Ecole de Médecine

NANTES

IMPRIMERIE DU COMMERCE
6, Rue Scribe, 6

—

1891

DE L'INJECTION

DU

SANG DE CHÈVRE

Comme Traitement de la Tuberculose

—◦◦◦◦◦—

Méthode de MM. BERTIN et PICQ

—◦◦◦◦◦—

MESSIEURS,

Nous croyons le moment venu de vous faire connaître les résultats obtenus par l'emploi de notre traitement contre la tuberculose; en effet, Messieurs, nous craignons que la Presse, qui s'est montrée si bienveillante pour nos expériences, qui nous a prêté toujours un sympathique concours, ce dont nous la remercions vivement, n'ait peut-être un peu exalté les esprits, si disposés naturellement à considérer tout traitement nouveau contre la turberculose, comme devant amener immédiatement une guérison radicale et asbolue de cette terrible maladie, sans se préoccuper ni du degré d'intensité de l'infection, ni de sa généralisation.

Nous pensons donc qu'il est nécessaire de vous faire, aujourd'hui, l'exposé sincère des faits observés, afin de réagir contre cette tendance et de ramener les esprits dans la voie de la vérité et de la saine appréciation des résultats obtenus ou à obtenir par l'emploi de notre méthode.

Mais avant de vous faire cet exposé, je considère comme un devoir d'exprimer, au nom de mon collaborateur et au mien, toute notre reconnaissance à Messieurs les Administrateurs des Hôpitaux qui, nous ont permis de traiter un certain nombre de malades admis dans nos salles en mettant à notre disposition les animaux nécessaires.

Nous devons également adresser tous nos remerciements à notre très honoré collègue, M. le docteur Laënnec, directeur de notre Ecole de Médecine, qui nous a témoigné toute la sympathie qu'il porte à nos travaux, en assistant plusieurs fois à nos séances d'injection de sang, en examinant les malades soumis à ce traitement.

C'est par une obligation de devoir professionnel à remplir, que nous avons le regret de ne pas le voir aujourd'hui près de son savant collègue M. le docteur Legludic, directeur de l'Ecole de Médecine d'Angers, qui a bien voulu nous montrer également combien il s'intéressait à cette question, en examinant et en étudiant les malades que nous lui avons présentés dans nos salles.

Nous ne pouvons non plus oublier, Messieurs, le vif intérêt que tous nos collègues de l'Ecole de Médecine, nos confrères des hôpitaux, ceux de la Ville et même des médecins étrangers, portaient à notre idée et qu'ils nous ont montré, en assistant plusieurs fois à nos injections, en nous appelant à les pratiquer sur des malades de leur clientèle, en nous adressant les observations qu'ils avaient recueillies près des malades auxquels ils avaient eux mêmes appliqué notre traitement.

Ces témoignages de sympathie ont été pour nous un puissant encouragement à persévérer dans cette voie d'étude et d'observation qui nous est du reste toute tracée par la subvention accordée par le Conseil d'Administration de l'Association générale pour l'avancement des sciences afin de nous aider à continuer nos expériences sur le traitement de la tuberculose par les injections de sang de chèvre.

Enfin, Messieurs, nous devons également remercier nos internes, tout le personnel hospitalier, économe, sœurs du service, qui nous ont apporté, pour ces expériences nouvelles, un aide aussi intelligent que dévoué.

Ces sentiments de profonde gratitude exprimés, j'aborde immédiatement notre sujet.

Le traitement dont je vais vous entretenir est le résultat d'expériences entreprises, en commun, avec mon savant collaborateur, M. Picq, médecin vétérinaire, directeur du service sanitaire de Nantes. Ces expériences ont eu pour but de contrôler, de vérifier les conclusions découlant de nos méditations communes.

Aussi, Messieurs, pour bien comprendre comment, sans connaissance d'aucun travail antérieur ou parallèle au nôtre, nous sommes arrivés à l'application de notre méthode, il est nécessaire de vous exposer la filiation de nos pensées et de nos expériences.

Frappés, tous les deux, du nombre toujours croissant des victimes de la tuberculose, chiffre tellement effrayant, qu'il entre dans la proportion de 40 0/0 environ sur le nombre des décès, ce qui avait permis de dire à Michelet : « Les races latines sont destinées à disparaître par la phtisie », nous nous sommes demandés si toutes les causes de propagation de cette terrible maladie avaient été bien déterminées ; certes, nous reconnaissions, avec tous les auteurs, que le principal mode de contagion résidait dans la contamination de l'air par la pulvérisation des crachats tuberculeux. Vous le savez, en effet, Messieurs, ces produits organiques conservent leur virulence, même desséchés ; virulence que le feu seul peut détruire.

On s'explique alors comment la propagation de cette maladie, dans une famille renfermant un membre tuberculeux, peut se faire par suite de l'absorption, par les voies respiratoires, d'un air atmosphérique chargé de ces parcelles organiques provenant de la pulvérisation des crachats desséchés.

Mais, les observations de Roger ayant démontré que la proportion des enfants très jeunes, succombant à la tuberculose, était encore plus considérable que chez les adultes, nous étions amenés à conclure à l'existence d'autres causes que celle des crachats. Nous avons donc cru devoir, dans un travail publié en 1890, sous le titre : *Essai sur la Prophylaxie de la Tuberculose*, admettre l'existence d'autres facteurs, parmi lesquels nous avons cité l'hérédité, l'alimentation et la vaccination.

Les observations si connues de Landouzy et Martin, à l'hôpital Tenon, celles de Malvoz et Brownier, au laboratoire de Gand, ont démontré l'influence héréditaire.

La fréquence d'un lait tuberculeux, les observations remarquables de Brouardel, de Proust, de Martin, d'Olivier ont démontré le danger pour l'alimentation des enfants d'un lait secrété par une mère phtisique ou par une vache atteinte de pommelière.

Enfin, nous croyons encore aux expériences de Toussaint, qui avait démontré la transmission de la tuberculose par un vaccin pris sur une vache tuberculeuse.

Nous savons fort bien que ces expériences si importantes ont été répétées, sans succès, par d'autres savants, et Sée, dans son remarquable traité de la phtisie, s'appuyant sur l'autorité si grande de Nocard, sur les travaux de Lothar Meyer, de Berlin, avait nié la possibilité de cette transmission par la vaccine.

Malgré ces hautes autorités, le doute était entré dans notre esprit. Toussaint, ce si grand expérimentateur, avait ébranlé notre foi et nous crûmes nécessaire d'instituer une série d'expériences pour trouver un animal vaccinifère susceptible de remplacer la génisse souvent tuberculeuse, malgré son état apparent de santé ; Animal pouvant fournir un bon vaccin, mais étant en même temps réfractaire à la tuberculose.

Cet animal était la chèvre. Aussi crûmes-nous devoir déposer le 19 janvier 1890, à l'Académie de médecine, un pli signé et cacheté relatant toutes nos expériences entreprises jusqu'à ce jour, datant déjà depuis longtemps et énonçant les conclusions suivantes :

1º La tuberculose peut être transportée par le vaccin de la génisse à l'homme ;

2' La chèvre, animal réfractaire à la tuberculose spontanée et même à la tuberculose inoculée par injection sous-cutanée, doit être substituée à la génisse, laquelle parfois peut être tuberculeuse, malgré son état apparent de santé.

3º La chèvre, animal réfractaire, doit nous servir de sujet comme pouvant, d'après nos expériences, rendre réfractaires à la tuberculose développée expérimentalement, certains animaux susceptibles de contracter facilement cette tuberculose par voie d'injection.

Le 20 mai 1890, M. le docteur Hervieux, directeur du service vaccinal de l'Académie de Médecine, confirma nos expériences par les conclusions de son rapport sur le vaccin de chèvre, dans lequel on lisait :

« La vaccination d'un sujet humain avec du vaccin de chèvre humanisé donne des résultats réalisant le type le plus parfait de la vaccine classique.

» Les animaux de l'espèce caprine sont aussi aptes que ceux de l'espèce bovine à la culture du vaccin. »

Ce n'est pas ici le moment de discuter cette vaccination, je ne vous en parle que pour vous démontrer que c'est à la suite de ces expériences vaccinales que nous avons formulé le paragraphe 3 ci-dessus, lequel nous a amené à employer la chèvre comme animal réfractaire à la tuberculose pour conférer l'immunité à des animaux susceptibles de contracter spontanément cette maladie parasitaire.

En effet, Messieurs, si la chèvre est réfractaire à la tuberculose spontanée et expérimentale, il faut qu'elle renferme dans ses liquides organiques des propriétés bactéricides ou anti-bacillaires.

Nos expériences personnelles nous l'ont prouvé, mais laissons-les de côté pour rechercher dans la haute autorité scientifique de plusieurs de nos maîtres, la preuve de ce que nous avançons.

Nocard (page 200, du traité de microbiologie de Thoinot et Masselin), dit :

« Les animaux réfractaires sont le mouton et la chèvre ;
je n'ai pas observé un seul cas de tuberculose naturelle
chez ces animaux.

» Le chien, lui aussi, jouit d'une grande immunité, mais
la tuberculose peut cependant se rencontrer chez cet animal.

» Quant à la tuberculose expérimentale, nous pouvons
affirmer que la chèvre est également réfractaire à l'inoculation sous cutanée comme à la tuberculose spontanée.

» Tandis que nous savons que le chien s'infecte facilement par les voies digestives et les voies respiratoires. »

Qui ne se souvient des belles expériences de Villemain en
1866, lorsqu'il voulait démontrer la contagion de la tuberculose ? N'est-ce pas sur des chiens qu'il démontra l'infection
par les voies digestives et surtout par les voies respiratoires, en faisant respirer à ces animaux un air chargé de
fines poussières de crachats tuberculeux ? dans la séance du
17 janvier 1891 de la Société de Biologie, MM. Cadiot, Gil-
bert et Roger ont donné communication d'un cas de tuberculose contractée par un chien qui avait probablement
contracté cette maladie en mangeant des débris de viande
suspecte.

Voyez, Messieurs, combien peut être dangereux le choix
du chien puisque par les voies digestives il peut s'infecter.

Nous-mêmes avons vu un chien devenir phtisique à la
suite de l'absorption des crachats expectorés sur le plancher,
par son maître tuberculeux.

Quelle différence avec l'immunité de la chèvre ? cependant comme plusieurs journaux ont cité une seule observation de Nocard constatant un cas de tuberculose sur une
chèvre ; permettez-moi, Messieurs, de m'arrêter sur cette
observation et de vous citer seulement les conclusions du
savant professeur d'Alfort, laissant à mon collaborateur, M.
Picq, beaucoup plus compétent que moi, dans cette question
de médecine vétérinaire, le soin de discuter les faits signalés
dans cette observation. M. Nocard s'exprime ainsi, page 403.
Recueil de médecine vétérinaire — 1890 :

« La chèvre, après comme avant mon observation, reste de tous les animaux domestiques que nous connaissions, le moins apte à contracter la tuberculose.

» Je ne crois pas qu'il existe une observation authentique de chèvre spontanément tuberculeuse, je veux dire devenue tuberculeuse dans les conditions ordinaires de la vie ; et l'observation que je viens de vous signaler, montre que, même dans les conditions expérimentales les plus redoutables, elle contracte très difficilement la tuberculose. »

Ainsi de cette observation même de Nocard, publiée à grands fracas par les amis du chien, il ressort d'une façon indiscutable que la chèvre est un animal bien plus réfractaire à la tuberculose que n'importe quel animal ; que si un jour elle a faibli dans l'inoculation expérimentale, elle a montré. au point de vue de l'évolution spontanée, une résistance qu'aucun autre animal n'a pu atteindre.

Notre choix est donc légitime, indiscutable et supérieur à tout autre. Ceci bien posé, bien démontré par les faits et les autorités scientifiques énoncés plus haut, la logique nous a amenés à faire le raisonnement suivant :

— Si la chèvre est un animal réfractaire à la tuberculose, c'est qu'elle possède, dans ses liquides organiques, des propriétés bactéricides que nous pourrions utiliser pour conférer l'immunité à des animaux susceptibles de contracter la tuberculose.

Le paragraphe 3 de notre pli déjà signalé le faisait pressentir. Mais il fallait le démontrer ; aussi M. Picq et moi résolûmes d'établir une série d'expériences tendant à démontrer la vérité de cette idée; et le 15 septembre 1890, le 9 novembre 1890 nous adressâmes à l'Académie de médecine un mémoire relatant toutes ces expériences, parmi lesquelles nous nous permettons de vous citer les observations nᵒˢ 1, 3, insérées dans le mémoire, ayant pour titre : *De la transfusion du sang de chèvre comme traitement de la tuberculose.*

Les conclusions de ce mémoire étaient ainsi formulées :

« Le sang de chèvre transfusé, détermine chez les lapins

inoculés avec des produits tuberculeux, un état bactéricide, grâce auquel les organismes résisteront à l'invasion du bacille, quand la transfusion a lieu en même temps que l'inoculation ; et si au contraire la transfusion est postérieure à l'inoculation, elle permet à ces mêmes organismes de triompher, alors que les bacilles ont commencé leur action destructive.

» Cet état bactéricide, obtenu chez nos animaux par la transfusion du sang de chèvre, ne pourrait-il pas également être obtenu chez les phtisiques ? Ce sang d'un animal réfractaire à la tuberculose, ne pourrait-il pas jouer chez l'homme le rôle d'un vaccin ; ou tout au moins, dans le cas d'invasion bacillaire, arrêter comme chez les lapins, la marche de ces micro-organismes et conférer une immunité curative ? Les faits précédents pourraient le faire croire et nous sommes tout préparés à appliquer cette transfusion sur les premiers phtisiques qui voudront bien s'y soumettre ; des expériences de transfusion avec du sang de mouton ayant déjà été faites à l'homme sans déterminer d'accidents, nous croyons être dans le vrai en appliquant ce mode de traitement. »

Aussi le 3 décembre, nous résolûmes de passer de la théorie à la pratique en soumettant à ce traitement un phtisique, qui réclamait nos soins, décidé à subir tout ce que nous lui proposerions pour arrêter le progrès d'un mal qui le tenait couché depuis plusieurs mois.

Ce malade est M. S..., dont nous vous parlerons dans un instant, et qui est le sujet de notre première observation.

Chez lui, la chèvre avait été amenée, le sang sortant par la jugulaire, ouverte par M. Picq, était reçu dans le transfuseur Collin. L'ouverture de la veine allait être faite, lorsque la possibilité d'un accident mortel causé, soit par une embolie, soit par l'action de globules étrangers sur les globules humains, nous arrêta ; et nous ne crûmes pas, en nous rappelant tous les accidents causés par la transfusion intra-veineuse, par les modifications subies par les globules de l'homme au contact de globules étrangers, avoir le droit de tenter cette opération suprême. Alors, malgré la pensée qui nous dominait, par cette donnée physiologique, que le sang extravasé devait immédiatement se coaguler, nous prîmes le trocart et l'enfonçâmes directement à une assez grande profondeur dans le tissu sous-cutané et musculaire de la cuisse, région fessière. Grande fut notre surprise ; le sang, ainsi poussé lentement par la seringue du transfuseur à une dose de 20 grammes, fut aussitôt résorbé, sans laisser de traces de son passage, en ne produisant ni ecchymose, ni coagulum.

La transfusion s'était donc faite aussi rapidement que si elle avait eu lieu de veine à veine.

Alors pourquoi exposer un malade à des accidents graves ? puisque, par une injection sous-cutanée faite dans ces conditions, nous obtenions des effets identiques à ceux de la transfusion intra-veineuse, par une méthode simple qui pourra s'appeler *intra-musculaire ou sous-cutanée.*

Les résultats obtenus à la suite de cette injection, ont été des meilleurs. Aussi crûmes-nous devoir communiquer cette observation à l'appui de nos mémoires à M. le docteur Laborde, chef des travaux physiologiques de la Faculté de Paris, lequel voulut bien les relater dans une communication qu'il fit en notre nom à la Société biologique de Paris, dans la séance du 20 décembre 1890.

C'était donc la première fois qu'une transfusion faite dans ces conditions, et sous l'empire des idées scientifiques énoncées plus haut, avait été faite à l'homme.

Presque aussitôt, M. le professeur Charles Richet voulut bien nous faire parvenir une lettre dans laquelle il nous annonçait l'envoi de son mémoire sur la transfusion du sang, dont nous n'avions pas eu connaissance, et il ajoutait qu'il éprouvait une grande satisfaction de voir nos expériences confirmer les siennes d'une manière éclatante.

« Vous avez cent fois raison, nous disait-il, de faire, sans vous décourager, des expériences chez l'homme. »

Vous le voyez, Messieurs, comment partis du vaccin de la chèvre, nous sommes arrivés à appliquer le sang de cet animal pour combattre la tuberculose.

Mais ignorant les beaux travaux de MM. Richet et Hericourt, nous pouvions craindre de voir nos idées scientifiques, appuyées seulement par nos expériences personnelles, ne pas obtenir grand crédit auprès du public médical ; aussi fûmes-nous heureux de trouver un appui dans les sages conseils que M. le professeur Bouchard nous donnait dans sa lettre bienveillante du 6 décembre 1890, où il nous disait : « La vaccination par le sang des réfractaires établie pour le microbe pyosepticus, pour le bacille pyocyanicus, pour le bacille anthracis et enfin pour le bacille de la tuberculose, vous l'appliquez à la thérapeutique. Cela me va d'autant mieux que j'avais exprimé cette pensée en 1888, que les vaccins ne me semblaient pas appelés à jouer un rôle dans la prophylaxie, mais qu'ils étaient destinés à devenir des moyens de traitement. »

C'est donc comme traitement seulement que nous voulions appliquer notre méthode, laissant à la clinique seule et au temps le soin d'en apprécier les effets et de les considérer, soit comme un agent thérapeutique, soit comme un moyen curatif ou prophylactique.

Nous appliquions, en effet, Messieurs, une doctrine physiologique nouvelle, dont les prémices avaient été d'abord posées par MM. Richet et Héricourt, par MM. Bouchard et Charrin ; affirmées ensuite par nos travaux personnels, par ceux de M. Rondeau, ceux de MM. Picq et Chénot, de MM. Behring et Kitasato et MM. Ogata et Jasuhara.

Il nous reste à vous donner, Messieurs, quelques explications à cet égard.

Le 27 octobre 1888, dans une communication faite à l'Académie des sciences, MM. Richet et Héricourt montrèrent que le sang de chien, réfractaire au staphylococcus pyosepticus, transfusé à des lapins, conférait à ces derniers animaux l'immunité contre la maladie pyoseptique.

Ils ajoutaient même que le sang des chiens inoculés préalablement avec ce microbe, s'était montré bien plus actif que le sang des chiens normaux pour conférer à ces lapins la même immunité.

Plus tard, appliquant à la tuberculose cette même théorie, ces Messieurs communiquèrent à l'Académie des Sciences, le 25 octobre 1888 et le 5 novembre 1888, de nouvelles expériences, desquelles il résulte que le sang de chien, étant également réfractaire à la tuberculose, transfusé sur des lapins, leur communiquait une certaine immunité et retardait l'évolution bacillaire. Enfin, le 15 novembre 1890, MM. Richet et Héricourt, à la Société de biologie, montrèrent que le sang du chien procurait bien plus sûrement l'immunité contre la tuberculose quand le sang du chien avait été préalablement tuberculisé.

Aussi ces savants ont-ils pu formuler la loi suivante, créant une nouvelle méthode générale d'immunisation :

« Renforcer l'immunité naturelle des animaux réfractaires par une inoculation virulente, et transfuser le sang de ces animaux doublement réfractaires. »

Bientôt après, MM. Bouchard et Charrin arrivaient au même résultat avec le bacille pyocyanicus.

De plus, M. Rondeau sachant que les carnassiers sont réfractaires au charbon, avait cherché à rendre réfractaires à cette même maladie virulente les bovidés si susceptibles du charbon.

Nous venons ensuite, en nous servant du sang d'un animal complètement réfractaire à la tuberculose, à transfuser ce sang à des animaux susceptibles de contracter la tuberculose et à leur conférer l'immunité.

Permettez-moi, Messieurs, d'insister sur ce point bien important pour nous : *La chèvre nous a été imposée par la logique de nos expériences et nullement par un procédé modifié et découlant des expériences de MM. Richet et Héricourt* qui, eux, renforcent l'état réfractaire par des inoculations virulentes et dont ils transfusent ensuite le sang pour conférer l'immunité.

Vinrent après les expériences de MM. Picq et Chenot qui démontrent que le sang des bovidés, réfractaires à la morve, injecté à la périphérie des ulcères chancreux de la morve inoculée aux cobayes, arrête chez ces derniers l'évolution bacillaire, amène la cicatrisation de ces ulcères virulents et s'oppose à l'infection.

Enfin, MM. Behring et Kitasato (de Berlin) provoquent l'immunité pour le tétanos et la diphthérie chez les lapins et les souris en leur transfusant le sang d'animaux rendus réfractaires par des vaccinations atténuées.

Tout dernièrement, MM. Ogata et Jasuhara ont démontré que beaucoup d'animaux réfractaires au charbon, tels que les rats blancs, les chiens et les grenouilles, possédaient un sang bactéricide pour le bacille anthracique, et qu'il suffisait d'injecter ou de transfuser une petite dose de ce sang à des animaux susceptibles de prendre le charbon pour leur conférer l'immunité.

Ainsi, en injectant à des souris une goutte de sang de grenouille ou une demi-goutte de sang de chien, ils constatèrent que les souris ainsi injectées devenaient réfractaires à l'inoculation charbonneuse.

Dans un cas même, une souris de 10 grammes a été rendue réfractaire par la dose extrêmement minime d'un quart de goutte de sang de chien.

Ainsi, d'après Ogata et Jasuhara, cette méthode d'immunisation doit être généralisée, car elle agit non seulement prophylactiquement, mais encore thérapeutiquement.

Nous basant sur toutes ces expériences, je résume ainsi :

1° Expériences de Richet et Héricourt, qui en renforçant l'immunité du chien ont retardé l'évolution tuberculeuse par la transfusion du sang de cet animal.

2° Expériences de Bouchard et Charrin, relativement au bacille pyocyanicus.

3° Expériences de Bertin et de Picq, conférant l'immunité à des lapins par la transfusion du sang de chèvre.

4° Les tentatives de Rondeau, cherchant à rendre réfractaires au charbon les animaux ayant reçu du sang de chien réfractaire au charbon.

5° Les expériences de Chénot et Picq, prouvant que le sang des bovidés réfractaires à la morve arrête et cicatrice les ulcères morveux.

6° Les travaux de Behring et Kitasato, communiquant l'état réfractaire à des animaux susceptibles du tétanos et de la diphthérie par la transfusion d'un sang provenant d'animaux rendus réfractaires par une vaccination faite à l'aide de cultures atténuées de produits tétaniques ou diphthéritiques.

7° Les dernières expériences d'Ogata et de Jasuhara, généralisant cette méthode d'immunisation à des animaux susceptibles de prendre le charbon par la transfusion du sang d'animaux réfractaires au charbon.

De tous ces faits scientifiques, il ressort que notre méthode est également scientifique et que nous avons le droit de l'appliquer.

Il nous reste maintenant, Messieurs, à vous parler du meilleur mode d'application, c'est-à-dire à discuter devant vous le choix d'un animal, la nature du liquide, sang ou sérum, du mode de pénétration dans l'organisme, transfusion intra-veineuse ou injection intra-musculaire, c'est ce que nous allons faire.

MM. Richet et Héricourt ont choisi le chien ; discutons-en la valeur.

Nous préférons la chèvre ; pourquoi ?

M. le professeur Lépine, de Lyon, utilise le sérum du sang de chèvre ; quelles sont ses raisons ?

Nous préférons employer directement le sang complet, sortant des vaisseaux de la chèvre ; pourquoi ?

MM. Richet et Héricourt emploient l'injection sous-cutanée, M. Lépine la transfusion intra-veineuse et nous, nous employons l'injection intra-musculaire ou sous-cutanée ; examinons chacune de ces méthodes.

Dans les numéro 1 et 5 (1891) de la *Revue scientifique*, sous la signature de M. Héricourt, se trouve un article ainsi conçu :

« Nous avons exposé à plusieurs reprises la nouvelle méthode d'immunisation expérimentée par MM. Héricourt et Richet, qui consiste à transfuser à un animal susceptible de prendre une maladie microbienne, le sang d'un animal réfractaire à cette maladie.

» La plus intéressante des applications de cette méthode avait été de rendre les lapins réfractaires à la tuberculose en leur infusant du sang de chien.

» Nous avons dit comment MM. Bertin et Picq avaient varié le procédé en substituant au sang de chien le sang de chèvre, bien que la résistance à la tuberculose expérimentale ne fut pas aussi établie pour ce dernier animal que pour le chien. On voit que les expériences de MM. Bertin et Picq ne sont qu'une nouvelle application et presque la répétition des expériences de MM. Héricourt et Richet ; l'animal transfuseur seul est changé, puisque MM. Bertin et Picq ont pris la chèvre au lieu du chien, comme animal transfuseur, les deux animaux étant d'ailleurs également réfractaires à la tuberculose.

Nous ne pouvons laisser passer ces lignes sans protester énergiquement contre deux phrases de ce passage :

D'abord notre procédé n'est ni une substitution, ni une répétition des expériences de MM. Richet et Héricourt, puisque nous sommes partis de nos expériences sur le vaccin, pour arriver à l'animal réfractaire à la tuberculose : *la chèvre.* Ce résultat une fois obtenu, nous avons commencé alors nos expériences de transfusion de sang de chèvre sur des lapins inoculés pour enrayer l'évolution bacillaire ; et c'est après cette dernière série d'expériences que nous avons appliqué sur l'homme, par voie d'injection intra-musculaire, le sang de chèvre comme possédant des qualités bactéricides.

Nous rendons justice aux beaux travaux de MM. Richet et Héricourt qui ont posé les premiers les bases de cette loi physiologique ; mais nous tenons à faire constater que ces Messieurs étaient encore sur le terrain expérimental du Laboratoire quand nous avons franchi cette nouvelle étape pour aborder le champ de la clinique.

Notre première injection pratiquée sur le numéro 1 de nos malades fut faite le 3 décembre tandis que la première injection pratiquée par MM. Richet et Héricourt ne fut faite que postérieurement.

Au choix du chien fait par MM. Richet et Héricourt, nous répondrons par les critiques suivantes:

1º Le chien est susceptible de tuberculose ;

2º Le chien peut être rabique.

Deux dangers que je signale et dont je laisse à mon collaborateur, M. Picq, le soin, en raison de sa compétence dans ces matières, d'en constater devant vous, Messieurs, toute l'importance.

MM. Richet et Héricourt emploient le sérum de sang de chien à la place du sang, à la dose de 2 centimètres cubes tous les deux jours, en injection sous-cutanée.

Permettez-moi, messieurs, de vous énumérer nos objections sur l'emploi du sérum. Nous savons que nos très savants collègues préparent le sérum dans des conditions remarquables d'antiseptie, offrant toutes les garanties de pureté. Si cette méthode se généralise, des maisons de commerce se mettront à la préparation de ce liquide qui sera vendu aux médecins, injecté par eux sans contrôle possible de leur part, au point de vue de la pureté *des produits et de leur altération* par la fermentation septique des albuminoides.

Cette fermentation déterminera fatalement des accidents septiques d'autant plus graves que ces produits auront été introduits dans le sang, ce milieu si favorable au développement des *toxines*.

Nous croyons à ce danger réel, et nous le signalons en nous demandant pourquoi ne pas se servir directement du produit organique en son entier, dans son état de pureté le plus grand, sortant des vaisseaux de l'animal, pour être injecté chez le malade dans des conditions de vitalité bien supérieures à celles que donne le sérum qui n'est qu'une partie du sang ayant subi des manipulations dont on ne peut apprécier tous les résultats.

Le choix du sérum est également recommandé par M. le professeur Lépine, de Lyon; arrêtons-nous un moment pour discuter ses arguments.

Dans le N° 1 de la *Semaine Médicale* 1891, M. Lépine s'exprime ainsi :

» MM. Bertin et Picq, de Nantes, qui ont injecté dans le tissu cellulaire sous-cutané de la région fessière chez un phtisique, 12 à 15 grammes de sang de chèvre, n'ont observé aucune douleur, mais ils ne disent pas avoir réitéré cette opération, et il est trop clair que ce n'est pas 12 ou 15 grammes de sang de chèvre qui pourront améliorer l'état d'un phtisique.

» Ne pourrait-on pas infuser par la voie sous-cutanée, chaque jour, ou au moins à intervalles suffisamment rapprochés, une petite quantité de sang ? Évidemment la chose est possible, M. le professeur Ziemssen a montré que l'infusion sous-cutanée de sang est pratique ; la répétition seule de cette opération présente une certaine difficulté, car le tissus cellulaire sous-cutané n'est pas très tolérant.

» J'ai moi-même pratiqué l'opération de MM. Bertin et Picq chez deux phtisiques, mais en leur infusant 80 grammes de sang de chèvre qui venait d'être retiré de la veine. J'ai observé de l'empâtement dur ainsi que de la douleur pendant plusieurs jours ; il serait donc impossible de répéter souvent une telle injection.

» Nous sommes parfaitement de l'avis de notre très savant collègue, et, comme lui, nous estimons qu'une dose trop considérable de sang produira l'empâtement douloureux qu'il signale. Nous avons toujours indiqué une dose moyenne de 10 à 15 grammes à la fois, répétée tous les 10 à 15 jours. Chaque fois que nous avons dépassé cette dose, nous avons constaté une grande difficulté à la résorption.

» Quel que soit, reprend M. le professeur Lepine, le mécanisme intime du retard de l'évolution de la tuberculose chez les lapins transfusés, que le sang de l'animal réfractaire à la tuberculose possède un pouvoir bactéride vis-à-vis le bacille, ou qu'il développe seulement la résistance du tissu envahi par le bacille, c'est selon toute probabilité le sérum qui agit, et, pour préciser davantage, les matières albuminoïdes du sérum. Dès lors, pourquoi injecter des globules qui, comme on le sait, n'ont dans le plasma du transfusé qu'une existence éphémère, et qui, d'ailleurs, n'étant point absorbés tels quels, produisent une irritation du tissu cellulaire, sous-cutané ?

» La conclusion s'impose : il faut centrifuger le sang frais, et injecter seulement le sérum. »

Nous ne pouvons partager cette conclusion si formelle de notre savant confrère.

Dans les expériences de Chénot et de Picq, faites sur les ulcères chancreux à l'aide du sang des bovidés, des essais ont été faits avec du sérum de sang bovidien et n'ont pas paru donner des résultats nets comme ceux qui ont été faits avec le sang entier.

D'un autre côté, si aux propriétés bactéricides du sang, attribuées seulement au sérum, vous voulez ajouter une action dynamogène si importante dans une maladie consomptive comme la phtisie, pourquoi se priver d'un élément aussi réparateur comme la fibrine, les globules ?

Il est donc préférable d'injecter le tout, surtout si le tout est facilement résorbé et peut se procurer à l'état naturel.

S'il faut centrifuger le sang frais, comme le dit Lépine, c'est alors toute une préparation commerciale avec machine à vapeur, etc., etc. Que devient la sécurité du médecin dans l'emploi d'un produit qui doit toujours être si pur et dont la moindre altération peut occasionner des accidents terribles.

Si nous formulons ainsi aujourd'hui notre opinion, c'est que nos expériences ont toutes été concluantes avec le sang pur de chèvre.

Bien que celles qui ont été faites avec le sérum bovidien n'aient pas donné de résultats sensibles, nous continuerons cependant nos expériences de laboratoire avec le sérum du sang de chèvre, pour nous permettre de formuler, d'une façon exacte et impartiale, notre opinion sur des faits comparativement recueillis.

Abordons maintenant le choix de l'animal transfuseur.

Jusqu'à présent, dit M. Lépine, la chèvre convient mieux que le chien, attendu que le sérum du sang de chèvre conserve beaucoup mieux les globules du sang humain que le sérum du sang de chien.

Ainsi dans 1 centim. cube de sérum de sang de l'un et de l'autre animal, on a agité 2 m/m cubes de sang humain normal ; au bout d'une heure, il y avait destruction d'un très grand nombre de globules rouges dans le sérum du chien et une destruction beaucoup moindre dans le sérum de la chèvre.

Ces faits si importants, joints à sa qualité réfractaire, font donc de la chèvre un animal bien supérieur au chien qui, nous l'avons déjà dit, est moins réfractaire et peut ensuite être rabique.

Le choix de la chèvre semble donc s'imposer naturellement comme animal transfuseur.

Dans ce cas, M. le professeur Lépine déclare dans le n° 10 de la *Semaine Médicale* qu'il a renoncé à infuser sous la peau le sérum de sang de chèvre ; car, dit-il, si cette quantité injectée est un peu considérable (50 c. cubes), le malade éprouve de la douleur vive et pénétrante dans la région injectée.

Au contraire, si ce liquide pénètre dans l'organisme lentement, par transfusion intra-veineuse, 100 c. cubes de sérum peuvent ainsi être introduits.

Remarquons qu'ici encore, les inconvénients reprochés au sérum, au point de vue de sa pureté, des difficultés de sa préparation, existent plus que jamais et peuvent être joints aux dangers que font toujours courir les opérations sur les veines.

Maintenant comment faire pénétrer ce sang dans l'organisme humain ?

Vous vous rappelez, Messieurs, que dans notre deuxième mémoire nous avions conclu à l'emploi de la transfusion intra-veineuse ; mais, dans la pratique, nous avons cru devoir la remplacer par la méthode des injections intramusculaires.

Nous ne devons pas le regretter, car nous en trouvons la

preuve dans les lignes suivantes empruntées au professeur Lepine et au Médecin de l'hôpital de Vitry-le François (M. le docteur Bompard).

Le premier nous apprend qu'il a essayé deux fois de transfuser à des phtisiques du sang de chèvre, et qu'il a dû s'arrêter avant d'avoir atteint 40 grammes, les malades se plaignant vivement de la région lombaire.

Le 7 février, M. le docteur Bompard, médecin en chef de l'hôpital de Vitry, transfusa 40 grammes de sang de chèvre à l'aide du transfuseur Colin dans la veine céphalique droite d'un phtisique

Immédiatement, le visage de l'opéré se cyanosa au point de devenir noir, sa respiration devint plus haletante, le pouls petit, une sueur froide lui inonda le visage.

Après une scène aussi effrayante, le calme se rétablit, et le malade urina un litre d'une urine presque noire.

Devant des symptômes aussi inquiétants, devant la difficulté pratique considérable d'ouvrir fréquemment une veine, nous croyons que ce procédé de transfusion intra-veineuse doit être abandonné, et nous ne pouvons nous expliquer comment l'homonyme du célèbre professeur de Nancy, peut arriver à transfuser jusqu'à 200 grammes de sang de chèvre. Il y a, dans tous les cas, dans cette opération, des dangers, des complications qui doivent la faire rejeter, surtout quand on songe que ce n'est pas une fois qu'il faudra la pratiquer comme dans les cas d'hémorragies utérines, mais très fréquemment et pendant longtemps dans les cas de phtisie.

Nous arrivons à la description de notre procédé et à son explication.

Tout d'abord, nous pouvons affirmer que si l'injection intra-musculaire est pratiquée lentement, dans des conditions d'absorption bien faite, avec une dose variant de 10 à 15 grammes, il ne se formera aucun coagulum, aucune ecchymose, et que, malgré les opinions contraires, cette injection pourra être répétée tous les dix à quinze jours.

Ceci posé, examinons les trois méthodes qui, aujourd'hui, sont employées par les expérimentateurs.

1º MM. Richet et Héricourt, de l'Ecole de Paris, emploient le sérum de sang de chien à la dose de 2 c. cubes tous les deux jours, par injection sous-cutanée.

2º M. le Dr Lépine, de l'Ecole de Lyon, utilise le sérum de sang de chèvre par transfusion intra-veineuse, à la dose massive de 80 à 100 c. cubes.

3º MM. Bertin et Picq, de l'Ecole de Nantes, emploient le sang complet et frais de la chèvre pour l'injecter immédiatement à la dose de 10 à 15 gr. dans le tissu sous-cutané ou même intra-musculaire.

Nous savons que dans divers services de l'Hôtel-Dieu des tentatives ont été faites pour l'emploi du sérum du sang de chèvre ; nous ignorons les résultats obtenus, mais ces tentatives prouvent que nos collègues ont accepté comme vrai et rationnel le principe même de notre méthode. Nous pouvons ajouter que des injections de sang de chèvre sont également expérimentées sur des malades placées dans le service chirurgical de M. le professeur Joüon qui nous a promis de nous communiquer les observations.

Dans le service de clinique chirurgicale de M. le professeur Heurtaux, des malades sont aussi soumis à ce traitement, nous publierons aussitôt les résultats constatés.

La clinique et le temps pouvant seuls fixer le choix de l'une ou l'autre de ces méthodes, il est de notre devoir de vous faire connaitre avec la plus grande exactitude et vérité les résultats obtenus chez les malades soumis à notre méthode.

Nos observations portent sur près de 50 malades et plus de 200 injections. Pour le moment nous ne publions que les observations recueillies sur 22 malades.

Nous n'avons fait aucun choix dans les divers degrés de la maladie ; ils ont tous été soumis au même traitement quelles que soient la gravité et la nature de l'affection ; de manière à vous présenter ainsi une collection complète de tous les types de la tuberculose.

Ils sont simplement divisés en malades atteints de tuberculose interne, observés par le Dr Bertin, et en malades atteints de tuberculose externe, étudiés par le Dr Raingeard, auquel nous adressons tous nos remerciements pour le savant concours qu'il a bien voulu nous prêter, soit en examinant avec nous les malades soumis à notre traitement, dans notre service médical, soit en l'appliquant chez des malades de son service chirurgical.

TUBERCULOSE INTERNE

N° 1. — S..., malletier, malade de M. le Dr Simoneau. Craquements à droite et à gauche, pleurésie à droite, crachats bacillaires conservés au laboratoire, toux, expectoration abondante, sueurs nocturnes, couché depuis trois mois.

1re injection, 3 décembre; depuis, en a reçu 4.

Résultats. — Défervescence, appétit revenu, expectoration diminuée, retour des forces ; augmentation de poids, 11 livres. Signes sthétoscopiques amendés à gauche et à droite.

Réflexions. — Ce malade est notre premier injecté ; son état s'améliorait après chaque injection ; mais certains signes de réapparition de la maladie se reproduisant lorsque l'intervalle entre chaque injection est trop considérable, tels que : amaigrissement, perte de forces ; il nous a été possible de fixer, d'après ces observations, l'intervalle à observer entre chaque injection, que nous estimons en moyenne à quinze jours.

Je vous le présente, Messieurs, son faciès est bon, son embonpoint est satisfaisant, ses forces revenues lui ont permis de reprendre son travail manuel, qui est assez fatigant.

N° 2. — Auguste H.., 30 ans. — Tous les signes sthétoscopiques d'une tuberculose pulmonaire et laryngée au 2e et 3e degré.

Nous considérons cette forme laryngée comme toujours très grave ; crachats bacillaires conservés.

1re injection, 16 janvier ; en a reçu 4.

Résultats. — Retour du sommeil et de l'appétit ; cessation des sueurs ; disparition des craquements à gauche ; augmentation de poids de ce malade, qui avait dû cesser toutes ses occupations, et qui les a reprises entièrement.

N° 3. — G..., 39 ans. Dr Claverie. — Craquements humides des deux côtés, amaigrissement considérable, oppression très grande, crachats bacillaires conservés.

1re injection, 19 janvier ; en a reçu 5.

Résultats. — Forces revenues ; augmentation de poids ; presque plus de toux ; diminution considérable de l'expectoration et de l'oppression.

N° 4. — Pierre ***. — Observation envoyée par le docteur Boussaud, de Paimbœuf, qui a appliqué lui-même notre méthode sans que nous ayons vu le malade.

Phtisie aiguë à marche rapide ; au 2/3 supérieur à gauche râle caverneux et souffle, toux fréquente, hémoptysie, sueurs.

1re injection, le 1er janvier ; 2e, le 13 ; 3e, le 19.

Résultats donnés par mon confrère. — La température tombe de 40° à 37° 3, la toux diminue, les crachats sont moins purulents et les signes sthétascopiques sont considérablement diminués.

N° 5. — Observation de M. le docteur Cayrol, de Condé-sur-Escaut.

« Je puis vous dire que la première injection a amené pendant quatre jours un abaissement de température qui allait jusqu'à la normale.

» Il n'en a pas été de même des injections suivantes ; on a cru qu'on avait trop distancé, qu'on n'avait pas mis assez de sang ; on a rapproché, on a augmenté et sans résultats.

» Je me propose de faire des expériences sur des sujets variés à mesure qu'ils se présenteront. »

N° 6. — M. le docteur Bombard a injecté dans le tissu cellulaire du dos 15 grammes de sang de-chèvre et le malade a accusé un mieux sensible, mais c'était un tuberculeux au premier degré.

Nᵒ 7. — Mᵐᵉ X..., malade du docteur Patoureau. — Lupus de la face ayant envahi et rongé toute la cloison nasale et les bords inférieurs des deux ailes du nez ; taches ulcéreuses sur les deux joues, tuberculose pulmonaire.

A reçu trois injections de 15 grammes et plusieurs injections locales de sang de chèvre ; ces dernières faites avec la seringue de Pravaz, de manière à irriguer le nez et les joues.

Résultats. — L'amélioration du côté du lupus s'est manifestée très notablement dès la première injection ; la malade elle-même le reconnait si bien qu'elle demande avec instance que le docteur Patoureau renouvelle plus fréquemment ces irrigations locales.

Nᵒ 8. — Mˡˡᵉ X..., malade du docteur Moussier. — Tuberculose ganglionnaire cervicale et sous-maxillaire avec hypertrophie considérable. — Traitée sans succès à Pen-Bron et ayant suivi inutilement toutes les médications depuis plusieurs années. — 1ʳᵉ injection le 4 mars.

Réflexions. — Cette jeune fille, très courageuse, demande à être traitée énergiquement. Elle reçoit une première injection de 15 grammes à la fesse droite ; puis, cédant à ses prières, nous remplissons de nouveau la seringue avec du sang recueilli en excès. Nous l'armons de la même aiguille, retirée de la fesse droite pour pénétrer immédiatement dans la fesse gauche ; mais, pendant le temps de cette manœuvre, un léger caillot s'était formé dans l'intérieur du canal de l'aiguille, et ce caillot lancé par le fluide sanguin devient le centre d'un coagulum qui se transforme en abcès.

Le docteur Moussier, en ouvrant cet abcès, put recueillir deux ou trois foyers sanguins qu'il soumit ensuite à notre examen microscopique pour savoir s'il renfermait des globules de sang de chèvre. L'examen à cet égard fut négatif, tous les globules retrouvés appartenaient à l'homme.

Nous appelons tout particulièrement l'attention de nos

confrères sur cette observation et la suivante qui prouvent l'obligation de prendre toutes les précautions antiseptiques et d'éviter les fatigues à la suite de l'injection.

Résultats. — Malgré l'ennui de cet abcès, le volume des ganglions avait diminué de moitié.

N° 9. — M. X., de Monaco, reçoit une injection de 15 grammes dans la fesse; mais se livre immédiatement à des fatigues excessives de marche. Sept jours après, formation d'un abcès qui, ouvert, se termine heureusement. Cette observation confirme nos précautions recommandées ci-dessus.

MALADES HOSPITALIERS

SERVICE DE M. LE DOCTEUR BERTIN

Observations recueillies par M. Trémant, interne du service.

N° 10. — Salle Saint-Joseph, n° 4. — C'est notre premier injecté à l'hôpital. Ce malade, qui est pour ainsi dire légendaire, était absolument mourant lorsque nous pratiquâmes la première injection. Ausculté par mon collègue, M. le docteur Raingeard, par tous les internes de l'hôpital, il n'existait aucun doute sur une terminaison fatale prochaine; du reste, la sœur de service, en prévision d'un accident qu'elle attendait à chaque instant, l'avait fait administrer.

Cette affirmation de la maladie par mon collègue, par les internes, par tout le personnel de la salle, ne nous avait pas paru encore suffisante pour nous mettre en garde contre la négation de notre diagnostic. Ses crachats ont été conservés à notre laboratoire; ils accusent la présence de nombreux bacilles et nous les tenons à la disposition des sceptiques. Nous ajoutons, qu'avec ces crachats, des inoculations critères avaient été faites sur des cobayes qui ont succombé à la tuberculose. Ce malade présentait les signes suivants:

Caverne à gauche, ramolissement à droite, expectoration fétide et abondante, température constante de 39° et 40°.

Amaigrissement considérable , son poids était de 80 livres.

1re injection : le 7 janvier, 15 grammes de sang ; 2e injection : le 19, 30 grammes de sang ; 3e injection : le 4 février, 15 grammes ; 4e injection : le 13 février, 15 grammes ; 5e injection : le 4 mars, 15 grammes.

Résultats.—Dès la 1re injection, la température tombe de 40° à 37° 5′, et se maintient ainsi.

Diminution totale de l'expectoration et de la toux. Plus de sueur, l'appétit revient, l'embonpoint augmente avec une telle rapidité qu'il a augmenté du poids de 22 livres depuis la 1re injection.

Les signes stétoscopiques se sont tellement modifiés que, lorsque nous le fimes examiner par nos collègues assistant à l'une de nos séances, quelques uns mirent en doute la vérité de notre diagnostic.

Cependant, l'un d'eux constata les signes physique d'une caverne sèche existant à gauche.

Il ne nous reste, Messieurs, pour affirmer la vérité de nos assertions, qu'à mettre à votre disposition la pièce microscopique de ces crachats riches en bacilles.

N° 11. — Salle Sainte Agnès, n° 5. — Femme, 54 ans. — Tuberculose pulmonaire au 3e degré des deux côtés. -- Amaigrissement considérable. — Bacilles nombreux.

1re injection : 7 janvier, 15 grammes de sang de chèvre ; 2e injection : 17 janvier, 30 grammes de sang de chèvre.

Résultats. — L'état est si grave que c'est pour obéir à notre devoir inspiré surtout par les résultats obtenus sur le malade précédent que nous nous décidâmes à pratiquer des injections de sang. Il y eut un peu de diminution dans l'expectoration avec léger abaissement thermique ; mais la malade ne tarda pas à succomber.

Autopsie. — Cavernes immenses dans le sommet des deux poumons envahis de haut en bas par des tubercules ramollis qui ne laissaient plus de trace de tissu pulmonaire sain.

Avec de pareilles lésions, que pouvait-on obtenir ? Il en de même du malade suivant :

N° 12. — Salle Saint-Joseph, n° 20. — 13 ans. — Tuberculose généralisée. — Cavernes et craquements humides des deux côtés. — Alimentation nulle. — Amaigrissement considérable.

1re injection : 17 janvier.

Résultats. — La température s'abaisse un peu, mais l'état reste toujours aussi grave, le malade refuse toute nourriture et il succombe quelques jours après l'injection.

Autopsie.— Cavernes à droite et à gauche, ramollissement général des deux poumons et généralisation tuberculeuse ayant envahi complètement l'estomac, le foie, les intestins, le péritoine. La mort étant survenue quelques jours après l'injection, nous avons disséqué avec le plus grand soin la région fessière au lieu de l'injection , et il nous fut impossible de retrouver la trace du sang injecté soit dans le tissu cellulaire sous-cutané, soit dans le muscle fessier.

Le sang injecté avait donc été résorbé en totalité.

N° 13. — Salle Saint-Joseph, n° 2. — 9 ans. — Hérédité. — Matité au sommet. — Craquements secs au sommet des deux côtés.

1re injection, 4 février : 15 grammes de sang.

2e injection, 13 février : 15 grammes.

3e injection, 4 mars : 15 grammes.

Résultats — Amélioration considérable dans les signes sthétoscopiques. — Defervescence fébrile. — Cessation de la toux. — Retour de l'appétit. — Augmentation de poids depuis le 4 mars, de 300 grammes.

N° 14. — Salle Saint-Joseph, n° 3. — Tuberculose pulmonaire. — Hérédité. — Expectoration abondante. — Râles généralisés. — Craquements au sommet des deux côtés. — Gargouillement au sommet gauche. — Vomissements absolument continuels. — Température 39° et 40°.

1re injection, 4 février : 15 grammes de sang.

2e injection, 23 février : 15 grammes de sang.

3e injection, 4 mars : 15 grammes.

Suppression complète des vomissements. — Deffervescence. — Reprise de l'appétit. — Augmentation de poids, 850 grammes depuis le 4 mars.

N° 15. — Salle Saint-Joseph, n° 5. — 6 ans. — Tuberculose pulmonaire. — Matité au sommet. — Craquements secs à gauche.

Résultats.. — Deffervescence. — Reprise de l'appétit. — Augmentation de poids, 900 grammes depuis le 4 mars.

N° 16. — Salle Sainte-Agnès, n° 8. — Femme, 21 ans. — Pleurésie à droite. — Craquements à gauche. — Râles sibilants généralisés. — Matité au sommet.

1re injection, 23 février : 15 grammes de sang.

2e injection, 4 mars : 15 grammes de sang.

Résultats. — Diminution de la toux. — Amendement des signes sthétoscopiques. — Retour d'appétit. — Augmentation de poids depuis le 4 mars, une livre.

N° 17. — Salle Sainte-Agnès. — Femme, 17 ans. — Chloroanémie, tuberculose au premier degré à gauche. — Hémoptysie fréquente et aménorrhée.

1re injection, 22 février : 15 grammes de sang.

2e injection, 4 mars : 15 grammes de sang.

Résultats. — Grande amélioration générale. — Augmentation de poids d'une livre.

N° 18. — Salle Sainte-Agnès. — N° 36. Femme 25 ans. Abcès fistuleux d'ostéite tuberculeuse du sacrum, de l'illium, suppurant depuis 7 ans, malgré séjour à Pen-Bron et tous les traitements.

1re injection, 23 février : 15 grammes avec injections locales périphériques.

2e injection, 4 mars : 15 grammes.

Résultats. — Les secrétions paraissent se tarir, mais la malade ayant eu une poussée d'urticaire fébrile et ayant un peu souffert des injections locales périphériques aux trajets fistuleux et de la dernière injection faite à la région antérieure de la cuisse, son poids aurait plutôt diminué.

TUBERCULOSE EXTERNE

SERVICE CHIRURGICAL DE M. LE DOCTEUR RINGEARD

Observations recueillies par M. Leray, interne de service.

Nº 19. — Salle Saint-Louis. — Nº 19. 16 ans 1/2. Tuberculose osseuse, hérédité. Père mort tuberculeux, un frère et deux sœurs morts tuberculeux.

Antécédents. — Début il y a trois ans. — Tuberculoses osseuses à la main et jambe droite, opérées par grattage. Abcès osseux à la fesse. Ablation de la diaphyse tibiale. Grattage successif pour tuberculoses osseuses de la malléole externe gauche du coude du même côté et de la jambe droite. Rentré pour fistule à la jambe droite. Subi deux grattages ; des injections d'iode, d'iodoforme, de chlorure de zinc, le tout sans résultat.

Poids, 60 kilog. 300. Température, 37º 2 à 37º 6.
1ʳᵉ injection, 23 février : 15 grammes.
Urticaire, le 1ᵉʳ mars.

Résultats. — 8 mars : Augmentation du poids d'un kilog. Diminution notable de suppuration, la peau s'enfonce dans la fistule.

Nº 20. — Salle Saint-Louis. — Nº 20. 9 ans 1/2. Coxalgie. Résection de l'extrémité supérieure du fémur. Hérédité. Sœur morte tuberculeuse.

Antécédents. — Maladif. Ganglions suppurés du cou, aujourd'hui disparus. Début il y a deux ans. Suppuration en août 1890. Opéré à la fin d'août 1890. Au 1ᵉʳ janvier, débuts d'une néphrite aiguë, ayant mis sa vie en danger.

Avant l'injection, trois fistules donnant une suppuration abondante et ayant nécessité un drainage.

Poids, 24 kilog. 200. Température, 37º 6 à 38º 2.

Etat général peu satisfaisant.

1re injection, 23 février : 15 grammes sang.

2e injection, 4 mars : 15 grammes.

Résultats. — 8 mars : Augmentation de poids de 1 kilog. 300. Température, 37° 4 à 37° 6.

Etat général meilleur. Suppressiou totale de la suppura tion. Ablation des drains. Pas d'albuminurie.

N° 21. — Observation. — Lit N° 21. Salle Saint-Louis. — Mal de Pott. Diarrhée tuberculeuse. — Haumont Eugène, 7 ans.

Hérédité, mère morte d'épuisement.

Début en juin 1887 : Gibbosité dorsale, paraplégie, vomissements et déjections purulentes. Rétabli en 1889, sauf une diarrhée qui persiste depuis son entrée et qui ne peut être arrêtée ni par les purgatifs ni par le bismuth, l'azotate d'argent, la craie préparée ni par aucune préparation de ce genre. A la fin de 1890, réapparition de la douleur et de la paraplégie, impossibilité pour le malade de se tourner dans son lit, la diarrhée est continuelle.

De plus, en janvier, un abcès se forme à droite et au-dessous de la gibbosité, perte de l'appétit, cachexie.

Poids 12 kilogs 300. Température de 38° 2 à 38° 7.

1re injection, 15 gr. de sang, 6 février, urticaire le 11.

2e injection, 15 gr. de sang, 23 février, urticaire le 26.

3e injection, 4 mars.

Résultats. — Poids, 13 kil. ; donc augmentation de poids, depuis le 4 mars, de 700 grammes. Température 37°2 a 37° 6.

Suppression de la diarrhée qui n'a pas reparu depuis la première injection. Le malade non seulement s'assied, mais marche seul. L'abcès par congestion a été ouvert et est cicatrisé.

N° 22. — Observation. — Lit N° 22. Salle Saint-Louis. — Tuberculose pulmonaire. Fongosités du gros orteil. — Le Queul Alfred, 7 ans 1/2. — Hérédité niée.

A eu le 4 septembre 1890 le gros orteil écrasé par le

tramway. Entré à l'hôpital le même jour. Le 8 septembre, ablation des débris osseux du squelette du gros orteil.

Plaie bourgeonnante qui se couvre subitement (milieu d'octobre) de fongosités. Cautérisations au nitrate d'argent, chlorure de zinc, citron. Termo-cautère (sans aucun résultat). Le malade perd l'appétit, a des sueurs nocturnes, de la submatité du sommet droit avec quelques craquements. La plaie a l'étendue d'une pièce de 2 francs.

Poids, 19 kilogs 200. Température, 37° 8 à 39° 2.

1re injection, 15 gr. de sang, 23 février, uticaire le 1er mars.

2e injection, 15 gr. de sang, 4 mars.

Résultats. — Etat général infiniment meilleur, suppression des sueurs, appétit, diminution, puis disparition des craquements.

Poids, 19 kilogs 500; donc, augmentation depuis la dernière injection de 300 grammes. Température, 37° 2 à 37° 6.

Disparition des fongosités. Plaie bourgeonnante aujourd'hui réduite à la grandeur d'une lentille.

CONCLUSIONS

M. le professeur Bouchard, dans la lettre à laquelle nous avons fait allusion au commencement de cet exposé, nous disait : « Prenez garde de conclure trop vite. »

Sages paroles, dont nous nous sommes inspirés, mais qui cependant nous permettent de vous dire :

Nous avons le droit, en présence des résultats que nous venons de vous faire connaître, d'affirmer que la loi émise par MM. Richet et Héricourt est vraie ; que, contrôlée par nos expériences personnelles de laboratoire, par celles de MM. Chénot et Picq, MM. Behring et Kitasato, MM. Otaga et Jasuhara, elle est ensuite affirmée par nos expériences cliniques.

Pouvons-nous cependant conclure que cette méthode est toujours curative ?

Nous n'osons nous prononcer. Le temps seul et les observations répétées pourront en déterminer la valeur réelle, au point de vue curatif, prophylactique et thérapeutique.

Nous savons tous, qu'en présence de cette terrible maladie, nous sommes presque toujours désarmés et nous tournons presque sans succès dans ce cercle thérapeutique : huile de foie de morue, créosote, phosphate de chaux, taunin, arsenicaux, pointes de feu, cautères, etc., sans obtenir de résultats sérieux.

N'avons-nous donc pas le devoir d'ajouter à cette série de médication reconstituante ou révulsive notre méthode qui, toujours inoffensive quand elle est bien employée, nous a donné soit au point de vue bactéricide, soit au point de vue dynamogène des résultats incontestables ?

Nous le croyons sincèrement et nous allons pouvoir formuler maintenant les meilleures conditions de son emploi.

Laissez moi d'abord vous signaler les inconvénients que nous avons cru lui reconnaître :

1º La possibilité d'un empâtement un peu douloureux pendant quelques jours, si la quantité de sang est trop considérable.

2º La possibilité d'un abcès si l'antiseptie n'est pas bien faite et si le malade s'expose à de la fatigue sitôt après l'injection.

3º L'apparition d'une urticaire locale ou généralisée 7 jours après l'injection.

Dans notre derniére série d'injections faites à la fin de février ou au commencement de mars, nous avons constaté sur un grand nombre de nos injectés cette éruption que nous avons cru pouvoir attribuer à la nature du sang de l'animal, dont l'alimentation avait été très riche en avoine. C'est peut-être une hypothèse gratuite, mais nous vous la soumettons.

Maintenant, nous ajoutons :

1º Le siège qui nous parait préférable pour pratiquer l'injection est située à la région externe et supérieure de la cuisse, près de la région fessière, mais un peu en dehors, pour permettre au malade de s'asseoir plus facilement dans le cas où il se formerait un peu d'empâtement.

2° La dose du sang doit être plutôt fixée à 10 grammes et l'injection répétée tous les dix jours.

3° Toutes les précautions antiseptiques doivent être rigoureusement prises.

J'ai terminé, Messieurs, il ne me reste plus qu'à soumettre à votre examen les malades placés dans nos services et qui ont reçu nos injections, afin de vous permettre de contrôler par vous-mêmes les résultats obtenus. Quel que soit le résultat définitif, nous pensons avoir contribué à ouvrir une ère nouvelle à la thérapeutique, mais il est nécessaire de multiplier nos observations et de faire appel au concours scientifique de tous les médecins, amis du progrès, pour leur demander un contrôle varié, une expérimentation plus nombreuse; le temps seul pouvant affirmer et déterminer d'une façon définitive les indication relatives à l'emploi de ce traitement.

Avant peu, nous publierons les résultats obtenus sur près de 60 malades atteints de tuberculose et traités par cette méthode ; mais à coté de cette question si importante du traitement curatif, s'élève une question qui, à nos yeux, a encore une importance beaucoup plus grande. Nous voulons parler de ces injections de sang de chèvre comme agent prophylactique, c'est-à-dire, comme agent pouvant jouer le rôle d'un vaccin et alors conférer aux sujets susceptibles de contracter la tuberculose une immunité semblable à celle que confère le vaccin de Jenner contre la variole.

Ne savons-nous pas, nous médecins praticiens, qu'il existe un grand nombre de sujets prédisposés à contracter la tuberculose, par l'hérédité, par l'influence phtisiogène de certaines maladies, telle que la rougeole, la coqueluche, l'influenza, les bronchites répétées, la pleurésie, même par la cohabitation intime avec des personnes bacillaires ; or, si ce sang de chèvre avait la propriété d'un vaccin, pourquoi ne vaccinerait-on pas ces sujets ainsi prédisposés, pour leur conférer l'immunité et les préserver ensuite d'une infection possible ?

L'immunisation, pour me servir de l'expression nouvelle de MM. Richet et Héricourt, est le résultat certain et incontestable de l'action du sang d'un réfractaire injecté ou transfusé chez un sujet susceptible ; nous croyons l'avoir prouvé par toutes les expériences citées ci-dessus ; pourquoi alors ne la reproduirait-on pas chez tous les sujets, comme on vaccine contre l'invasion de la variole ?

Mais il nous reste à déterminer la durée certaine de cette immunisation chez les animaux vaccinés par l'injection de sang de chèvre, à rechercher ensuite la quantité de sang à injecter et les meilleures conditions à réaliser.

Ne savons-nous pas en effet que l'immunité conférée contre la variole par la vaccine a une durée moyenne de 8 à 10 ans, puisque l'on pratique la revaccination vers l'âge de 12 ans et au moment de l'admission dans l'armée.

Nos expériences en cours d'exécution, nous permettent déjà de concevoir de grandes espérances à cet égard, mais il nous faut encore un certain temps pour oser conclure définitivement, et si aujourd'hui, nous émettons une pareille pensée, sans vous apporter des faits expérimentaux positifs et certains, c'est que nous voulons seulement par cette déclaration publique, affirmer d'une façon incontestable, notre priorité sur ce point scientifique.

Nous savons que la solution d'un pareil problème peut avoir des conséquences très importantes pour amener la disparition de la tuberculose, comme on l'a déjà fait pour combattre, à l'aide de la vaccine, l'apparition de la variole.

Nous comprenons parfaitement qu'un pareil problème exige de notre part une très grande réserve et beaucoup d'expériences fort longues.

Nous n'ignorons pas qu'avec les exigences de notre profession, avec les ressources si modiques dont nous disposons, avec les frais énormes qu'entraînent des expériences nombreuses et répétées sur un assez grand nombre d'ani maux dans notre modeste laboratoire, la tâche que nous entreprenons est peut-être au-dessus de nos forces.

Malgré les déceptions expérimentales fréquentes qui nous arrivent, les difficultés continuelles qu'il faut sans cesse surmonter, nous réagissons, mon collaborateur et moi, à la pensée de la grandeur du résultat à obtenir, en nous rappelant l'accueil si bienveillant de notre excellent et vénéré maître, M. le professeur Verneuil qui, dans des paroles empreintes du patriotisme le plus pur et d'une profonde sympathie, nous encourageait en nous écrivant :

« Vous poursuivez avec patience et habileté une idée neuve, originale, logique, d'origine toute française et présentant un caractère scientifique incontestable.

» Je vous conjure de continuer vos expériences et vos recherches et vous affirme que mon appui, s'il vous est nécessaire, ne vous fera certainement pas défaut.

» Au nom de l'humanité et de la Science française je vous remercie de ce que vous tentez pour elles. »

Tel est le but que nous poursuivons, Messieurs, et nous nous estimerons heureux si, par ce que nous venons de vous exposer, nous avons pu vous communiquer la foi qui nous anime et la conviction qui nous soutient.

Nantes. — Imprimerie du Commerce, 6, rue Scribe.